*Nahrung für die Seele*

Jennifer Louden

# Das *kleine* Wohlfühlbuch für Paare

*Nahrung für die Seele*

Jennifer Louden

# Das kleine Wohlfühlbuch für Paare

BAUER
Verlag Hermann Bauer
Freiburg im Breisgau

Die Deutsche Bibliothek – CIP-Einheitsaufnahme

*Louden, Jennifer:*
Das kleine Wohlfühlbuch für Paare / Jennifer Louden.–
1. Aufl. – Freiburg im Breisgau : Bauer, 1998
(Nahrung für die Seele)
ISBN 3-7626-0590-4

Herausgegeben von Richard Reschika

1. Auflage 1998
ISBN 3-7626-0590-4

Einband: Jutta Fellhauer, Freiburg i. Br.
Gesamtherstellung: Freiburger Graphische Betriebe, Freiburg i. Br.
Printed in Germany

# INHALT

# 1. Etwas für die Beziehung tun – was heisst das eigentlich?

Etwas für die Beziehung tun kann vieles heißen: ein Begrüßungskuß, wenn der andere nach Hause kommt; eine Überraschungsparty zum Geburtstag; ein kleiner Liebesbrief; dem anderen regelmäßig sagen, daß er dir viel bedeutet. Etwas für die Beziehung tun heißt, ihr laßt einander Anteil nehmen an dem, was ihr erlebt; ihr sorgt für Abwechslung; ihr gebt euch Mühe, miteinander liebevoll und respektvoll umzugehen; dankbar zu sein, daß es den anderen gibt, und vieles mehr. Etwas für die Beziehung tun heißt, ihr so viel Aufmerksamkeit zu verleihen wie eurer Arbeit, euren Kindern oder eurem Hobby. *Es heißt, die Vorausset-*

*zung zu schaffen, daß eure Beziehung und jeder von euch beiden wachsen kann.*

DEM PARTNER ZUWENDUNG ZU SCHENKEN HEISST, ihn so zu akzeptieren, wie er ist. Es heißt, das zu sehen, was an Wunderbarem in ihm oder ihr steckt. Es heißt, den anderen auf seinem Weg zu unterstützen. Es heißt, daß es dir wichtig ist, was er denkt und fühlt, und daß du seine Wünsche und Bedürfnisse achtest. Es heißt, daß *beide* geben. Wenn nur einer gibt, führt das früher oder später zu Verbitterung, Ermüdung und Entfremdung.

GEH EINMAL IN DICH: Was verstehst du unter Zuwendung?

Ergänzt die folgenden Sätze sooft ihr könnt schriftlich oder mündlich. Versucht, euch in den anderen hineinzufühlen, und hört einander zu.

Etwas für die Beziehung tun heißt für mich ...
Nähe heißt für mich ...
Anteilnahme heißt für mich ...
Zärtlichkeit heißt für mich ...
Zu dir stehen heißt für mich ...
Ein Opfer bringen heißt für mich ...

Was ist euch klargeworden? Sprecht darüber.

Wenn ihr Kinder habt, ist es ungleich schwerer, Zeit für den Partner rauszuschlagen, auch wenn es nur zehn Minuten sind. Aber es ist wichtiger denn je! Früher wart ihr »nur« für euer Glück verantwortlich, jetzt seid ihr es auch für das eurer Kinder, und die brauchen Wärme und Geborgenheit. Eine tote Ehe macht keine glückliche Familie.

Blättert in diesem Büchlein, und lest, was euch anspricht. Ihr braucht euch nicht sklavisch an das zu halten, was vorgegeben ist. Versteht es eher als Anregung. Wandelt ab, was ihr anders machen wollt, das gilt auch für die Übungen. Laßt euch inspirieren, es soll euch vor allem auf Ideen bringen. Was könnt ihr tun, um eure Liebe lebendig zu erhalten? Ich hoffe, dieses Büchlein hilft euch dabei.

## 2. Entspann dich

Lest euch die folgende Entspannungsübung gegenseitig vor, oder sprecht sie auf Band.

Setz dich oder leg dich hin, und mach es dir bequem. Schließ deine Augen. Atme tief, so tief du kannst, atme in den Bauch. Atme langsam aus … Atme tiefer, tief in deinen Bauch hinein … Atme langsam aus … Nimm dir Zeit. Stell dir eine Farbe vor. Irgendeine Farbe. Stell dir vor, daß du diese Farbe einatmest … Stell dir vor, wie diese Farbe durch deinen ganzen Körper fließt … Sie strömt ganz sanft in alle verkrampften Körperstellen … Sie löst die Spannung auf … Spür, wie du beim Ausatmen die Spannung losläßt. Mach das eine Zeitlang. Stell dir nun vor, wie diese wunderschöne Farbe deinen Geist durchströmt ... Alle störenden Gedanken werden fortgeschwemmt ... Du atmest aus und fühlst, wie deine Sorgen, dein Dich-selbst-Verurteilen und all die Erwartungen, die dich so belasten, weggewaschen werden ... Mach so lange weiter, bis dein Geist ganz ruhig geworden ist. Stell dir vor, wie deine Farbe in dein Herz fließt ... Spür, wie sie dein Herz massiert, es heilt und öffnet. Spür die Wärme und die Energie, spür, wie du alle unterdrückten Emotionen losläßt ... Und die alten Schmerzen und die Wunden ... Du atmest aus und gibst alles frei, was dich belastet ... Jetzt atmest du noch tiefer, offen und frei ... Frei und entspannt ... Du fühlst dich sehr, sehr wohl, du bist entspannt und in deiner Mitte. Du bist bereit zu tun, was immer du jetzt tun möchtest.

DU KANNST DIE ENTSPANNUNGSÜBUNG vor jeder Beziehungsübung machen, die du in diesem

Buch findest, du kannst sie auch zur täglichen Entspannung nutzen. Unser Leben wird von Streß geprägt. Er macht uns schwer zu schaffen, und er zersetzt die Liebe – langsam, aber stetig. Etwas gegen Streß zu unternehmen ist der erste Schritt, dir selbst und deinem Partner gutzutun. Ein paar Minuten regelmäßiger Entspannung können Wunder wirken.

## 3. Euer Beziehungstagebuch

In diesem Tagebuch könnt ihr eure Gedanken und Gefühle zum Ausdruck bringen. Hier könnt ihr euren Ärger, euren Frust und eure Ängste niederschreiben. Oft hilft allein schon das. Hier lernt ihr euren Liebsten kennen, besser als anderswo. Wenn wir an Tagebücher denken, verbinden wir damit meist Rückzug und Geheimnisse, aber dieses Tagebuch eröffnet euch weit mehr: Es bietet euch die Chance, euch besser zu verstehen und hilft, auch wenn euer Terminkalender voll ist, in Kontakt zu bleiben.

Ein gemeinsames Tagebuch zu führen erfordert Mut und Feingefühl: Du mußt auf die Gefühle deines Partners Rücksicht nehmen, und trotzdem solltest du ehrlich sein. Die folgenden Punkte helfen dir, beides zu beachten:

1. Mach dich nicht lustig über das, was der andere geschrieben hat. Was ihr schreibt, bleibt unter euch.
2. Geschriebenes wiegt schwerer als Gesprochenes, aber denkt daran: Das, was der andere schreibt, liegt ihm/ihr am Herzen.
3. Sei ehrlich, und zeig dem anderen, daß dir an ihm/ihr etwas liegt. Das ist das Allerwichtigste.
4. Macht aus, wie oft und wieviel ihr ungefähr schreiben wollt.
5. Besprecht klar und deutlich, wann und wie ihr darüber reden wollt, was ihr geschrieben habt. Wollt ihr einmal in der Woche reden oder jederzeit, wenn euch danach zumute ist?

### Worüber schreiben?

Was möchtest du dem anderen sagen? Was soll er/sie über deine Sorgen, deine Wünsche und dein Innenleben wissen? Welche Rolle spielen Freude und Vergnügen in deinem Leben? Gibt es viel davon? Wie stehst du zu den Themen »Es sich gutgehen lassen«, »Lust empfinden«, »Genießen« und »Ekstase«? Was verstehst *du* unter Liebe?

Schreib alles auf, was du an deinem Partner/deiner Partnerin magst.

Schreib auf, wofür du dankbar bist: Erfolge, schöne Stunden.

Schreib auf, was dich zur Zeit bedrückt: Was war heute schwer für dich? Und gestern?

Gibt es ein Thema, über das ihr immer wieder streitet? Beschreib es aus deiner Sicht, und mach den Vorschlag, wie ihr in Zukunft damit umgehen könnt.

OFT VERGESSEN WIR, dem anderen die kleinen Dinge zu erzählen, die wir erleben. Aber gerade das ist wichtig: Sie machen einen Großteil unseres Alltags aus. Schreib diese Dinge auf: den Witz, den du gehört hast; was dich verletzt hat. Nichts ist zu belanglos.

*DAS WICHTIGSTE VON ALLEM IST: Schreibt über das, was euch betrifft.* Tauscht euch *regelmäßig* aus.

## 4. Ich höre dir zu

*Das Beste, was ihr für eure Beziehung tun könnt, ist, einander zuzuhören.* Gehört zu werden ist ein Grundbedürfnis. Ihr müßt nicht einer Meinung sein, aber willens, einander Beachtung zu schenken. Das wäre zwar so einfach, aber leider tun wir es so selten. Ihr könnt das ändern. Ihr könnt *täglich* miteinander in Verbindung treten: durch das Gespräch. Macht Schluß mit dem ewigen: »Er will nicht reden« oder »Sie kann nicht zuhören«. Es geht hier nicht darum, Probleme zu lösen oder recht zu haben. Es geht darum, sich angehört und anerkannt zu fühlen.

Das folgende »Programm« hilft euch, einander besser zu verstehen. Laßt keinen dieser Punkte aus.

Punkt 1: *Die Wahl des Ortes und der Zeit.* Wählt einen Zeitpunkt, zu dem ihr beide weder müde noch gereizt, noch mit etwas anderem beschäftigt seid. Und der richtige Ort ist der, an dem ihr einander zuhören und mit ganzem Herzen bei der Sache sein könnt, ohne gestört zu werden.

Punkt 2: *Präsent sein.* Ein Gespräch ist nur dann befriedigend, wenn ihr beide ganz aufmerksam seid. Das ist es, was eine Beziehung zu einer bewußten Beziehung macht. Nehmt ein paar tiefe Atemzüge, und stellt euch vor, daß ihr beim Ausatmen alles loslaßt, was euch belasten könnte. Sprecht darüber, wie es euch persönlich geht, und hört einander zu. Versucht nicht, Probleme zu lösen, werdet nicht verletzend. Zeigt Anteilnahme.

Punkt 3: *Ein Thema wählen.* Ein Standardthema wird wohl sein: »Was tut sich momentan in meinem Leben?« Ihr könnt natürlich auch ein anderes Thema wählen, solange es nicht um Vorwürfe geht. Vergewissert euch, daß ihr beide über dasselbe Thema sprecht, und bleibt bei diesem.

Punkt 4. *Beginnt mit einem Lob.* Sagt etwas Nettes zu eurem Partner.

Punkt 5. *Mach deinem Herzen Luft.* Sag alles, was du über euer Thema sagen willst. Halte nichts zurück. Genieß es, daß dein Partner zuhört. Tauscht dann die Rollen. Laß den anderen reden, ohne zu unterbrechen. Sei ganz Ohr. Sei präsent, und schau dem anderen in die Augen.

Punkt 6. *Nehmt einander in die Arme.* Versucht es, selbst wenn euch nicht danach zumute ist. Ihr gebt einander ein wichtiges Zeichen: »Ich liebe dich trotz allem«, auch wenn ihr momentan nicht viel davon spürt.

PROBIERT ES AUS. Nehmt euch vor, diese Übung eine Woche lang jeden Tag zu machen. Je öfter ihr sie wiederholt, desto besser klappt sie.

## 5. Was du wirklich brauchst

Wenn wir unsere Bedürfnisse beschneiden, leiden wir. Wünsche wollen auch befriedigt werden, doch man kann im Notfall auf sie verzichten. Wünsche können uns sehr wichtig sein, aber in der Regel sind wir in der Lage, hier Abstriche zu machen. Wenn wir hingegen unsere Bedürfnisse vernachlässigen, geht es uns schlecht. Bedürfnisse sind essentiell. Sie sind ein Teil von uns selbst.

Erforscht eure Bedürfnisse. Ergänzt die nachstehenden Sätze schriftlich oder mündlich, sooft ihr könnt.

Ich brauche …

Schon als Kind habe ich mich danach gesehnt,...

Ich finde es schön, daß ich dich brauche, um ...

Es ist für mich ein Problem, daß ich dich brauche, um...

Um deine Zuwendung annehmen zu können, brauche ich...

Um selbst etwas für mich zu tun, brauche ich ...

VIELLEICHT FINDET IHR HERAUS, daß eure Bedürfnisse sehr ähnlich sind. Sprecht darüber, was euch klargeworden ist.

ERLAUBT EUCH, BEDÜRFNISSE ZU HABEN: Setzt euch zusammen, seht einander in die Augen, und sagt abwechselnd: »Bedürfnisse, ich heiße euch willkommen.« Und als nächstes: »Ich lasse zu, daß du mir hilfst, meine Bedürfnisse zu befriedigen.« Wiederholt zum Abschluß: »Ich bin bereit, mich selbst um meine Bedürfnisse zu kümmern.«

WIE WAR ES, das zu sagen? Tauscht euch aus.

GEWÖHNT EUCH AN, einander folgendes zu fragen: »Wonach sehnst du dich tief in deinem Inneren?«

WAS PASSIERT, wenn eure Bedürfnisse kollidieren? Wie könnt ihr eure Bedürfnisse in Einklang bringen? Wie entsteht ein ausgewogenes Verhältnis zwischen Geben und Nehmen? Wichtig ist, daß ihr lernt zu unterscheiden, was Bedürfnisse und was Wünsche sind: Achte ein paar Tage auf Aussprüche wie: »Ich will«, »Ich brauche«, »Ich muß«, »Ich wünsche mir«, »Ich möchte gern«, »Ich kann nicht widerstehen« usw. Schreib sie auf.

Frag dich: »Brauche ich das wirklich, wenn ja, warum? Was bringt dieser Wunsch zum Ausdruck?« Und: »Bin ich bereit, einen Kompromiß zu schließen, und wenn ja, welchen?«

## 6. Zeit zu zweit

Ihr könnt nichts füreinander tun, wenn ihr nie zusammen seid. Das klingt vielleicht banal, aber es ist die Hauptursache, warum heutzutage so viele Beziehungen in die Brüche gehen. Wir haben zuwenig Zeit füreinander ... Aber: *Wenn uns etwas wichtig ist, nehmen wir uns dafür auch Zeit.*

Was wollt ihr voneinander? Was brauchst du? Was braucht dein Partner oder deine Partnerin? Macht diese Übung einzeln. Leg ein Blatt Papier und einen Stift zurecht, und stell eine Uhr auf fünf Minuten. Schreib alles auf, was kommt. Die Frage lautet: »Wenn ich mit meinem Partner/meiner Partnerin zusammen bin, wünsche ich mir vor allem ...«

Was wünscht sich euer Partner? Wählt je einen Wunsch aus, den ihr im nächsten Monat erfüllen wollt.

GLAUBST DU, DASS DEINE BEZIEHUNG weniger von dir verlangt als deine Arbeit? Dann irrst du dich. Mach Schluß mit dieser Vorstellung.

BEANTWORTET FOLGENDE FRAGE einzeln. Stellt eine Uhr auf fünf Minuten, und schreibt alles auf, was kommt: »Was bin ich bereit zu ändern, um mehr Zeit für meinen Partner/meine Partnerin zu haben?«

WAS FÄLLT EUCH HIERZU EIN: »Ich würde gern mit dir ...« Macht ein Brainstorming, blödelt herum, sagt alles, was euch einfällt, egal wie verrückt, kostspielig oder banal es klingen mag. Was wollt ihr gemeinsam machen? Stellt eine Liste lustiger, einfacher und ausgefallener Dinge zusammen. Überlegt euch, wann ihr das umsetzen wollt.

WENN IHR KINDER HABT:
Habt ihr ein schlechtes Gewissen, wenn ihr euch Zeit für euch nehmt, statt sie mit euren Kindern zu verbringen? Dann überlegt euch einmal folgendes: Wenn ihr eure Bedürfnisse immer zurückstellt, bleibt eure Beziehung auf der Strecke. Es tut euren Kindern gut zu sehen, daß ihr füreinander da seid und daß ihr euch selbst um euer Wohlbefinden kümmert – statt sie dafür verantwortlich zu machen.

## 7. Den Tag bewusst gestalten

Thich Nhat Hanh, der bekannte Mönch und Autor, sagt, daß wir jeden Morgen 24 funkelnagelneue Stunden als Geschenk erhalten. Macht euch das beim Aufwachen bewußt. Sagt es zueinander.

Den Tag mit Musik beginnen: Wählt abwechselnd ein Musikstück aus, und fühlt, wie ihr mit Hilfe der Musik mit eurem Partner in Verbindung treten könnt. Ihr könnt euch eine kleine Sammlung von Stücken zusammenstellen und sie von Fall zu Fall ergänzen. Bleibt ein paar Minuten liegen, umarmt euch, und hört einfach zu.

Erzählt einander, was ihr heute vorhabt, und

bestärkt euch dann gegenseitig, daß alles glattgehen wird. Wenn du deinem Freund erzählst, daß du heute eine wichtige Besprechung leiten wirst, kann er z.B. sagen: »Du wirst sie alle mit deiner Redegewandtheit und deinem Einfallsreichtum überraschen. Ich weiß, daß du deine Sache gut machen wirst. Ich bin stolz auf dich!« Laßt es nicht mit einem »Ich wünsch dir einen schönen Tag« bewenden. Was wünschst du deinem Partner heute ganz konkret? Sag es ihm/ihr beim Abschied.

WENN DU WEISST, daß du in nächster Zeit viel Arbeit hast, kannst du ein paar schöne Karten vorbereiten, die du deinem Liebsten während dieser Tage schickst. Schreib ein paar liebe Worte darauf. Wenn du das Bedürfnis hast, deinem Partner nahe zu sein, schick ihm/ihr eine dieser Karten ins Büro oder nach Hause.

DER WECHSEL ZWISCHEN Tag und Abend, der Wechsel zwischen Arbeit und Freizeit kann Spannungen erzeugen, und ihr müßt lernen, damit umzugehen. Am Tag fühlen wir anders als am Abend, und vielen fällt die Umstellung nicht leicht. Sprecht darüber, was jeder von euch braucht, wenn ihr am Ende eines langen Arbeitstages nach Hause kommt. Was wäre ein idealer Übergang? Sei ehrlich, und überleg es dir genau. Denk auch daran, daß du nicht jeden Tag dasselbe willst.

BEREITET ABWECHSELND DIE Wohnung vor, damit der andere sich wohl fühlt, wenn er/sie nach Hause kommt. Wer kann die schönste Atmosphäre schaffen?

WENN IHR ABENDS ZUSAMMENKOMMT, macht nicht den Fehler und überschüttet einander als erstes mit den Schwierigkeiten und dem Frust, den ihr heute in der Arbeit oder mit den Kindern hattet. Versucht, den Abend so angenehm wie möglich zu gestalten. Über die Probleme könnt ihr später reden. Macht einander diesen Abend zum Geschenk.

VERANSTALTET JEDE WOCHE oder jeden Monat ein besonders schönes Essen. Macht ein Ritual daraus. Kauft besondere Gläser, die ihr nur an diesen Abenden verwendet; erhebt das Glas, und sagt dem anderen, was ihr an ihm schätzt. Bittet einander am Ende dieser Essen um etwas, was ihr euch im nächsten Monat oder in der nächsten Woche ganz besonders wünscht.

BEGINNT EURE GEMEINSAMEN MAHLZEITEN mit einem kleinen Ritual. Ihr könnt z. B. ein Gedicht gemeinsam rezitieren, singen (das eignet sich besonders für Familien) oder euch verbeugen.

Beginnt euer tägliches Gespräch mit dieser Übung: Setzt euch an einem kuscheligen Platz zusammen, sagt einander, was ihr fühlt, was ihr braucht und was ihr wollt, und macht dann ein »Ich höre dir zu«.

Versucht die Kunst des Gesprächs wiederzubeleben. Redet über das, was euch bewegt; über das Weltgeschehen; das Buch, das ihr gerade lest; etwas Schönes, das euch in letzter Zeit begegnet ist.

## 8. Das Wechselspiel von Nähe und Distanz

Einmal bist du ganz wild darauf, dem anderen nahe zu sein, dann wieder sehnst du dich nach Freiheit und Alleinsein. Wenn wir begreifen, daß es diesen Wechsel gibt, können wir auch akzeptieren, daß unsere Bedürfnisse verschieden sind. Wir müssen uns nicht ängstlich aneinanderklammern, und wir brauchen keine Angst zu haben, daß der Sturm uns auseinanderfegt. Wir können *mit* dem Wind tanzen.

Wann fühlst du dich dem anderen nahe? Wann gehst du auf Distanz? Was steckt dahinter? Beobachte dich einen Monat lang, und mach dir entsprechende Notizen. Ziel dieser Übung ist nicht, den anderen zu bewerten, sondern genauer zu beobachten, wie ihr einander näherkommt und wie ihr euch voneinander entfernt. Sprecht darüber, versucht, der Sache auf den Grund zu gehen. Lernt daraus.

Bringe deine Grenzen deutlich zum Ausdruck. In welchen Bereichen gibt es Probleme, weil eure Grenzen unterschiedlich sind?

Grenzen sind paradox (wie so vieles in Beziehungen): Je klarer du deine Grenzen setzt, desto näher kannst du deinem Partner kommen. Wenn deine Grenzen so verschwommen sind, daß du nicht weißt, wo du aufhörst und wo dein Partner anfängt, kannst du dich *aus Angst, dich zu verlieren*, dem anderen nicht wirklich öffnen. Wenn du weißt, wer du bist, ist Nähe für dich kein Problem.

PROBIERT ES, TRAUT EUCH, nein zu sagen. Macht es ein paarmal, und setzt euch dann zusammen, besprecht, wie es euch ergangen ist. Wie fühlst du dich, wenn du deinem Partner eine Bitte abschlägst? Ist es mit Angst verbunden? Spürst du Wut? Fürchtest du, daß du es büßen mußt? Versucht, die Dinge offen zu besprechen und ehrlich nein zu sagen – dann macht es euch viel mehr Freude ja zu sagen.

## 9. Die eigene Welt erschaffen

Paare, die sich gut verstehen, haben eines gemeinsam: die Fähigkeit, ihre eigene Welt zu schaffen – ihre eigenen Rituale und ihr eigenes Verständnis von Familie. So banal es klingen mag: Wenn ihr eure Beziehung lebendig halten wollt, müßt ihr Dinge tun, die euch *beiden* etwas geben.

Macht einmal in der Woche etwas, was euch beiden gefällt: Geht in eine nette Buchhandlung, und gönnt euch später einen heißen Tee; schlendert an einem kühlen Herbstabend eine schöne Allee hinunter, oder kocht ein gutes Abendessen.

BESUCHT ZUSAMMEN EINEN KURS. Wie wär's mit Töpfern, Segeln oder Fotografieren?

SUCHT EUCH EIN GEMEINSAMES HOBBY. Es gibt so viele Möglichkeiten: Filme, Schach, alte Bücher, Tennis. Ihr habt die Wahl: Ihr könnt euch miteinander langweilen oder gemeinsam etwas tun, was euch Freude bereitet.

UNTERNIMM ETWAS MIT DEINEM PARTNER, was du sonst allein oder mit Freunden unternimmst. Wenn du das nächste Mal vor einer Entscheidung stehst, bei der du dich normalerweise nicht an deinen Partner wendest, dann tu es diesmal: Frag ihn/sie um Rat.

SCHAFFT EURE EIGENE SPRACHE. Bereichert die Sprache eurer Liebe. Schreibt einander kleine Liebesbriefe in eurer neuen Sprache.

MALT EUCH EURE ZUKUNFT AUS. Es vermittelt ein Gefühl der Verbundenheit. Sprecht darüber, wie euer Leben in fünf Jahren aussehen soll, wie ihr euch den Urlaub vorstellt oder was ihr aus dem Garten machen wollt.

WOVON TRÄUMT IHR? Besorgt euch eine kleine Schachtel, und sammelt Dinge, die euch daran erinnern. Schneidet Artikel oder Bilder aus, sammelt alles, was ihr zu euren Themen findet: Urlaube, ein neuer Job, Kinder, was immer ihr euch wünscht.

HABT IHR KINDER? Sie sind eine gute Quelle für gemeinsame Erinnerungen. Legt ein Album an, das vom Leben der Kinder handelt.

## 10. AUCH GELD SPIELT EINE ROLLE

GELD KANN EUCH HELFEN, glücklicher zu werden, aber das heißt mehr, als bloß Geschenke füreinander zu kaufen. Geld kann euch helfen, eure Wünsche und Ziele zu verwirklichen und euer Leben zu gestalten – wenn ihr euch nicht von sinnlosen Begierden verleiten laßt. Geld kann euch helfen, wenn ihr richtig damit umgeht: wenn ihr es weder ignoriert, noch zum zentralen Thema eures Lebens macht.

GELD HAT EINE STARKE SYMBOLISCHE BEDEUTUNG. Geld heißt Macht, Herrschaft, Selbstwert, Identität und *Liebe*. Es zeugt davon, was der eine für den anderen tun kann. Wahrscheinlich gibt es neben Sex kaum etwas in einer Beziehung, was so unterschiedlich wirken kann: Geld kann für Liebe und Verständnis sorgen oder zerstören und verletzen.

GEH EINMAL IN DICH: Was bedeutet dir Geld? Ergänzt die folgenden Sätze, sooft ihr könnt schriftlich oder mündlich.

Geld ist …

Wenn wir über Geld streiten, geht es mir eigentlich darum, daß …

Wir würden nicht über Geld sprechen, wenn du …

Finanzielle Macht heißt für mich …

Um unsere Beziehung zum Geld zu verbessern, würde ich gern …

Was wär anders in meinem Leben, wenn ich so viel Geld hätte, wie ich brauche?

Was würde sich an unserer Beziehung ändern,

wenn ich meinen Job verliere oder einen Teil unserer Ersparnisse verlieren würde?

WAS IST EUCH klargeworden?

LERNT, EINANDER ZU VERTRAUEN. Lernt, eure Gefühle im Zusammenhang mit Geld stärker zu erleben als bisher. Wie geht es euch, wenn ihr wegen Geld streitet? Wie, wenn ihr finanziellen Erfolg habt? Unsere Ängste und unsere Einstellungen gehen sehr tief. Mit den Schwierigkeiten, die ihr habt, wenn es um Geld geht, seid ihr auch in der Beziehung konfrontiert. Nutzt die Chance, einander tiefer zu begegnen. Stellt euch *im Moment* der Auseinandersetzung die Fragen:

Wovor fürchten wir uns?
Wie geht es uns jetzt miteinander?
Wie wirkt sich das auf unsere Beziehung aus?
Was wollen wir vermeiden?

Was können wir tun, damit es uns in Zukunft finanziell besser geht?

Habt ihr ein gemeinsames Konto? Habt ihr getrennte Kassen? Es gibt kein Richtig oder Falsch. Macht das, was für *euch* am besten ist. Eines sollte jedoch möglich sein: Jeder von euch beiden sollte im Monat oder in der Woche einen gewissen Betrag zur persönlichen Verfügung haben und sich – ohne Schuldgefühle – etwas leisten können. Das hilft euch, Geld positiv zu sehen.

Weisst du, wann genug ist? Die folgenden drei Punkte helfen dir, klarer zu sehen:

1. Schreib auf, was du wofür ausgibst und wieviel Freude dir die Sache macht. Frag dich: »Hat es sich gelohnt? War die Sache ihr Geld wert? Bin ich zufrieden?« Wenn die Antwort ein Nein ist, frag dich:

»Was kann ich in Zukunft anders machen? Was ist befriedigender für mich?« Wenn die Antwort ein Ja oder Unentschieden ist, dann mach weiter wie bisher, und freu dich darüber.

2. Welche materiellen Dinge sind dir wichtig? Was immer du begehrst, entscheidend ist nur die Frage: »Will ich das *wirklich*?« Schreib auf, was du dir wünschst. Geh ins Detail, und genieß es, einfach mal Wünsche zu formulieren. Wie ist es, sich die eigenen Bedürfnisse bewußtzumachen? Ist es befriedigend? Jagt es dir Angst ein? Fällt es dir schwer? Wird sich in deinem Leben etwas ändern?

3. Es muß nicht immer etwas kosten, dir etwas Gutes zu tun! Überleg dir, wie du deine Wünsche auf eine andere Art und Weise befriedigen kannst.

## 11. Tu was für dich

Wir können nichts für andere tun, wenn wir uns selbst vernachlässigen. Wir können andere natürlich darum bitten, sich um uns zu kümmern, aber wir sollten es auch selbst tun – vor allem wenn der Partner uns nicht helfen kann. Und wir müssen lernen, es zu tun, ohne es dem anderen heimlich vorzuwerfen.

Wenn du die Verantwortung für dein Wohlergehen auf deinen Partner abschiebst, machst du dich abhängig. Du flüchtest in die Unselbständigkeit. Wenn ihr zu schätzen wißt, daß jeder für sich selbst verantwortlich ist, lebt ihr ein bewußtes Miteinander. Ihr ergänzt euch. Warum ist es so wichtig, selbst etwas für sich zu tun? Weil du dann immer wieder spürst, wer du wirklich bist. Und erst dann kannst du anderen nahe sein.

GUT ZU DIR SEIN – WAS BEDEUTET DAS FÜR DICH?
Nimm dein Tagebuch, und mach es dir bequem. Setz oder leg dich, schließ die Augen, und entspann dich. Spür deinen Atem. Spür dich. Stell dir dann die Frage: »Was kann ich tun, um mich mehr bei *mir* zu fühlen? Was kann ich tun, damit es mir bessergeht?« Schreib auf, was kommt. Schließ erneut die Augen, und achte wieder auf den Atem. Frag dich nach ein paar Minuten: »Was in meinem Leben ist nicht gut für mich?« Laß die Gedanken kommen, und schreib alles auf. Nimm dir genügend Zeit, und stell dir dann die Frage: »Was würde ich gern tun? Wovon träume ich schon seit langem?« Schreib alles auf. Beschäftige dich jeden Tag mit einem dieser Dinge; nimm dir täglich et-

was Zeit für dich; oder nimm etwas in Angriff, von dem du schon seit langem träumst. (Vielleicht genügt ein Anruf, was eine Stunde fliegen kostet; vielleicht willst du dich in eine weiche Decke wickeln und dem Sonnenaufgang zuschauen.)

## 12. Mehr Spass am Leben

Einander kitzeln, bis ihr in die Knie geht; laut loslachen, wenn ihr gerade heftig streitet; verstecken spielen (ohne Kinder); die anderen Fahrgäste beobachten und sich lustige Geschichten ausdenken, wenn ihr gemeinsam U-Bahn fahrt: Wenn ihr solche Dinge tut, bringt ihr ein spielerisches Element in euer Leben, und das hilft euch, dem Ernst des Alltags zu entkommen.

Merkt euch jede Woche einen Witz, und erzählt ihn am Freitagabend. Denkt euch eine »Strafe« für den aus, der keinen Witz parat hat, z. B.: auf einem Bein herumhopsen und heulen wie ein Wolf.

SCHIESS MIT EINEM GUMMIRING nach deinem Partner, wenn er/sie alles tierisch ernst nimmt oder kein Gesicht verzieht, wenn du einen Witz erzählst. Schieß auf dich selbst, wenn du wieder einmal etwas an ihr auszusetzen hast.

KAUFT ZWEI SPRITZPISTOLEN, und verwendet sie, wenn ihr über eure Standardthemen streitet.

NEHMT EINE TASCHENLAMPE, zieht die Decke über den Kopf, und lest ein Buch gemeinsam. Eßt Kartoffelchips dazu. Wie wär's mit einer Gruselgeschichte oder einem Märchen, wenn ihr müde seid?

KLETTERT EINEN BAUM HINAUF, und laßt euch oben nieder; setzt euch aufs Fahrrad, und radelt durch eine laue Sommernacht; harkt Laub zusammen, und werft euch in die Blätter; legt euch abends draußen hin, und seht in die Sterne; geht angeln, und lest einander Gedichte vor; backt Brot, und laßt euren Frust beim Kneten raus; mietet euch für einen Tag das Auto eurer Träume, werft euch in Schale, und spielt »reich«.

## 13. Die Liebe neu beleben

Legt eine entspannende Musik auf. Lest euch zunächst die folgende Meditation durch. Ihr könnt sie auch auf Band aufnehmen.

Setzt euch einander gegenüber, und macht es euch bequem. Schließt die Augen, und entspannt euch ... Atme tief und langsam. Stell dir dein Herz vor. Laß dir Zeit, laß die Bilder einfach kommen ... Visualisiere eine Flamme oder eine Lichtkugel in deinem Herzen. Fühl die Wärme und die Kraft des Lichts. Atme jetzt in dieses Licht hinein. Nach und nach erfüllt es deinen ganzen Brustraum ... Es wandert weiter: deinen Hals hinauf, in den Kopf und in dein Gesicht. Dein Geist ist jetzt von Frieden erfüllt ... Atme weiter tief und langsam, und stell dir vor, wie das Licht in deine Arme fließt … Weiter wandert dieses Licht, in deinen Magen, in den Unterleib, hinunter in die Beine und bis in die Zehen … Spür die Wärme, die es ausstrahlt … Atme weiter, und laß dieses wunderbare Licht durch deinen ganzen Körper fließen … Gib dich ganz hin, und genieß die Lebendigkeit, die dich jetzt durchströmt.

ÖFFNET NUN DIE AUGEN, nehmt einander bei der Hand, und seht euch in die Augen. *Redet nicht.* Atme weiter tief und ruhig, und spür das warme, wundervolle Licht, das dich erfüllt. Fühl, wie dein Körper dieses Licht aussendet … und wie es durch deine Augen in die Augen deines Partners fließt. Es wird strahlender mit jedem Atemzug, es verbindet eure Herzen. Verweilt in diesem Zustand. Es kann sein, daß du dich plötzlich wehrst oder daß es dir zuviel wird. Laß deine Gefühle zu. Atme weiter.

SCHAUT EINANDER IN DIE AUGEN, bleibt über euer Herz in Verbindung, und laßt in eurer Erinnerung jene Zeit lebendig werden, in der eure Liebe jung war. Vergegenwärtigt euch die Zeit, in der ihr leidenschaftlich zueinander hingezogen wart. Laßt dieses wunderbare Gefühl erneut von euch Besitz ergreifen. Fühlt die Liebe, die euch jetzt durchdringt. Fühlt, daß euer Partner dieselbe Liebe fühlt. Laßt das, was einmal war, lebendig werden. Erinnere dich an den Geruch deines/deiner Geliebten, der dich so faszinierte. Erinnere dich an ein bestimmtes Lächeln oder eine Geste, die dir den Atem nahm.

SPÜR ALL DAS, und werde dir bewußt, daß alles *jetzt* geschieht. Es ist nicht Vergangenheit, es ist Gegenwart. Der Mann, dem du gegenübersitzt, ist derselbe, in den du dich verliebt hast. Die Frau, der du gegenübersitzt, ist dieselbe, in die du dich verliebt hast. Spürst du, wie etwas in dir weich wird? Laß zu, was da in dir geschieht. Setz die Abwehrmechanismen außer Kraft, mit denen du dich sonst umgibst. Laß deine Liebe zu. Spür, was du für den anderen empfindest. Fühlst du dich bedroht? Atme in die Angst hinein, und denk daran: Dein Partner unterstützt dich, mit seinem Licht, mit seiner Liebe. Gib dich deinen Gefühlen hin. Vertrau darauf, daß dein Partner dasselbe tut. Atme dich durch deine Angst, atme dich durch deine Abwehr hindurch, atme dich durch deinen Ärger hindurch. Erlaub dir, deine Gefühle auszukosten. Wenn du Lust bekommst, laß sie zu. Laß sie deinen Körper und dein Herz erfüllen. Umarmt euch, wenn ihr fertig seid.

Was hast du erlebt? Wie ist es dir ergangen? Laß deinen Partner Anteil haben.

## 14. »Wie schön, dass es dich gibt!«

Zeigt einander regelmässig eure Zuneigung. Das tut einfach gut, und es festigt die Beziehung. Findet kleine, unverwechselbare Gesten, die dem anderen sagen: »Ich freue mich, daß es dich gibt.«

Schreib ein paar liebe Worte auf den Badezimmerspiegel, aufs Toilettenpapier, auf die Zigarettenschachtel, auf deinen Körper oder auf den Salzstreuer. Schreib etwas, was zu der Unterlage paßt, z. B. »Du bist für mich das Salz in der Suppe.«

Wie wär's mit einem kleinen Liebesbrief und einem Schokoladenherz auf dem Nachttisch deines Liebsten? Oder lade ihn zu einem Rendezvous ein. Steck ihm einen Zettel zu, z. B.: »Um 10 Uhr in unserem Liebesnest« oder: »Ich sorge für den Sekt, bring du den Kaviar mit.«

SPRICH DEINER LIEBSTEN etwas Aufregendes auf Band, und steck die Kassette in ihr Autoradio. Du kannst das Ganze mit einer erotischen Musik untermalen und sie zu einem »kleinen Imbiß« während eurer Mittagspause in ein Hotel einladen.

SERVIER DEINER LIEBSTEN einen Überraschungsimbiß: Orangenstücke in der Dusche, Kaffee und Kuchen an der Badewanne oder ein Glas Sekt, das ihr gemeinsam trinkt, bevor ihr in die Wanne springt ...

SCHENKT EINANDER ETWAS, was zum Geben anregt: ein Massageöl, romantische Musik zum Tanzen, duftende Seife ...

STREU BLUMEN oder Blütenblätter auf euer Bett. (Leg ein altes Leintuch drunter.)

LASST EINANDER MAL WAS DURCHGEHEN: Gönn ihr die Schokolade, laß ihn in der Mitte schlafen, räum die Zeitung weg – ohne Kommentar. Sprich nicht darüber, tu es einfach.

JEDER FREUT SICH über Lob und Anerkennung – so wie über Liebesbriefe. Beobachte deinen Partner, und sag ihm offen, was dir an ihm gefällt oder was du sexy findest. Geh ins Detail. Was spricht dich an? »Ich steh auf dein Parfum«, »Ich finde dein Kinn verführerisch.« Nimm die Komplimente an, die dir deine Liebste macht. Freu dich darüber! *Werte sie nicht ab.*

## 15. »Ich habe etwas auf dem Herzen«

Wenn dein Partner sagt: »Ich habe etwas auf dem Herzen«, möchte er, daß du ihn in die Arme nimmst und ihm einfach zuhörst. Er möchte *nicht*, daß du ihm eine Lösung präsentierst, daß du ihm die Sache aus der Hand nimmst oder daß du gute Ratschläge erteilst. Das Herz ausschütten heißt, das loszuwerden, was uns zu schaffen macht, auch wenn es sich um scheinbar nichtige Dinge oder sehr persönliche Angelegenheiten handelt. Das Herz ausschütten heißt, Sorgen und Verpflichtungen mal abzuschütteln. Eines heißt es auf keinen Fall: den Partner anzugreifen und ihm Vorwürfe zu machen. *Es geht hier um Menschen und Probleme* außerhalb *der Beziehung.*

WAS KANNST DU für deinen Partner tun? Zuhören und gelten lassen, was der andere sagt. Wir sehnen uns danach, gehört zu werden. Was kannst du tun, um dir Zuwendung zu holen? Erzähl das, was du auf dem Herzen hast. Erzähl es, wie es ist, ohne es abzuschwächen. Laß dich umsorgen. Nimm, was der andere dir gibt.

GEBT EUREM GESPRÄCH EINE STRUKTUR, macht ein Ritual daraus, dann fällt es euch leichter, euch auf den anderen einzustellen und ihn zu verstehen. »Ich habe etwas auf dem Herzen« heißt für jeden etwas anderes. Der eine redet gern, der andere geht lieber schweigend spazieren. Sprecht darüber, dann wißt ihr, was der andere sich wünscht, und habt die beruhigende Gewißheit, daß alles vorbereitet ist, wenn ihr »Erste Hilfe für die Seele« braucht.

## 16. Feste feiern

Was ist ein Feiertag? Ist es ein Tag, an dem ihr zuviel eßt und zuviel ausgebt? Oder ist es ein Tag, an dem ihr euch bewußt dem Partner und den Kindern widmet und dankbar seid, daß es sie gibt? Wie geht es euch an Feiertagen? Fangt ihr an zu streiten? Seid ihr deprimiert, daß ihr keine perfekte Fernsehfamilie seid? Oder könnt ihr eure Familie in ihrer Einzigartigkeit schätzen?

Egal, ob ihr an alte Traditionen anknüpft oder eigene Wege geht: Wenn ihr Feiertage als Chance anseht, eure Beziehung zu vertiefen, erlebt und gestaltet ihr sie bewußter, und eure Erwartungen ändern sich. Natürlich müßt ihr etwas dafür tun: ein feierliches Weihnachtsfest, ein fröhlicher Geburtstag, ein Hochzeitstag voll Innigkeit – es bedarf der Planung und der Vorbereitung, damit solche Tage zu einem besonderen Erlebnis werden. Fragt euch, wie *ihr* feiern wollt. Es ist euer Leben. Feste feiern ist etwas Besonderes, und es gibt uns neue Kraft, den Alltag zu bewältigen.

WIE KÖNNT IHR EUREN HOCHZEITSTAG GESTALTEN? Wie wär's mit einem Brief zum Andenken an das letzte Jahr und einem Versprechen für das nächste? Wo wollt ihr euch die Briefe gegenseitig vorlesen? Macht ein Fest daraus. Vielleicht habt ihr Lust auf ein Picknick hoch oben in den Bergen. Kleine Extras sorgen zusätzlich für Atmosphäre: ein Kelch, aus dem ihr beide trinkt, um euren Bund zu unterstreichen; kleine Geschenke, die zum Ausdruck bringen, was ihr euch für das nächste Jahr vornehmt; ein Song, zu dem ihr jedes Jahr an eurem Hochzeitstag tanzt.

GEBURTSTAG FEIERN.
Ein toller Auftakt: Die Familie schleicht sich in das Zimmer des Geburtstagskindes und weckt ihn oder sie mit einem Ständchen. Dann wird der Kaffee am Bett serviert.

Oder: Kauf viele kleine Geschenke, versteck sie überall im Haus, und entwirf einen Plan (ähnlich einer Rätsel-Rallye), der deinem Liebsten bei der Suche hilft.

SETZT EUCH ZUSAMMEN, und besprecht, wie ihr die Weihnachtsfeiertage gestalten wollt:

Die angenehmste Art, dieses Jahr Weihnachten zu feiern, wäre ... Macht euch eine Liste, und wählt ein paar Dinge aus, die ihr tun wollt.

Erholt euch während der Feiertage. Nehmt euch nach Möglichkeit ein paar Tage frei. Sagt alle Termine ab, die euch stören könnten. Nehmt euch möglichst wenig vor, z. B. Einladungen. Fragt euch, ob ihr das, was ihr plant, auch wirklich tun wollt. Wenn ihr das Bedürfnis habt, der Familie nahe zu sein, braucht ihr vor allem eins: Zeit.

Ihr könnt auch den Beginn der Jahreszeiten feiern: Macht einen Mitternachtsspaziergang oder eine Schlittenfahrt am Tag der Wintersonnwende; pflanzt zu Frühlingsanfang ein paar Blumen, oder geht ein Neugeborenes besuchen; backt am Tag der Sommersonnenwende einen Erdbeerkuchen, oder macht ein Sonnwendfeuer; pflückt Äpfel zu Herbstbeginn, oder harkt Laub zusammen.

## 17. Was die Natur euch geben kann

In der Natur begegnen wir dem Göttlichen. Und das erneuert unsere Liebe. Die Natur kann unserer Beziehung sehr viel geben, denn sie bringt uns mit Teilen unserer selbst in Berührung, die uns sonst verborgen sind. Sie lockert Abwehrmechanismen, und sie hilft uns, wenn wir in einer Krise stecken.

Die Natur hilft euch auch, den Wachstumsprozeß in eurer Beziehung besser zu verstehen. Ist es nicht so wie mit den Jahreszeiten? Wenn ihr die Natur als Paar erlebt, begreift ihr, daß ihr ein Teil der Erde seid und daß sie euch viel zu geben hat.

ENTSCHLIEẞT EUCH, eine Wanderung zu machen. Was gefällt dir? Was beeindruckt dich auf eurer Wanderung? Erzähl es deinem Partner. Achte darauf, welche Gefühle die Umgebung in dir auslöst. Fühlst du Frieden? Fühlst du dich wohl? Macht die freie Natur dir Angst? Wie wirkt sich das auf deine Beziehung zu deinem Partner aus? Fühlst du dich ihm nahe, oder gehst du auf Distanz? Sprecht darüber.

MACHT EINEN AUSFLUG zur höchsten Erhebung in eurer Gegend. Was seht ihr von dort? Wie, glaubt ihr, hat es hier vor 20 Jahren ausgesehen? Vor 100? Vor 2000?

OB IHR ES GLAUBT ODER NICHT, ein Picknick macht einfach Spaß: Trefft keine umständlichen Vorbereitungen, nehmt, was ihr im Kühlschrank findet, und geht in den nächsten Park. Fühlt euch wie die Figuren in einem impressionistischen Gemälde. Nehmt die Erde unter eurem Körper wahr.

GEHT BARFUSS durch eine Pfütze oder am Ufer eines Sees entlang. Atmet im gleichen Rhythmus. Erzählt einander, wie es sich anfühlt, oder genießt es einfach schweigend.

LAUFT DURCH einen milden Frühjahrsregen; springt in eine Pfütze; patscht im Schlamm herum.

LEGT EINEN GARTEN AN, der eure Beziehung symbolisiert. Ihr könnt ihn ganz einfach gestalten – ein paar Blumenzwiebeln in einem Topf genügen. Oder ihr könnt eine aufwendige Form wählen, indem ihr Pflanzen aussucht, deren Namen mit eurer Beziehung in Verbindung stehen oder deren Duft euch an besondere Momente erinnert. Widmet euch gemeinsam der Pflege dieses Gartens, seht zu, wie er gedeiht, und spürt, wie sehr eure Beziehung mit dem Leben verbunden ist.

SUCHT EUCH EINE SCHÖNE ECKE in eurem Garten oder in einem Park in eurer Nähe, wo ihr euch zurückziehen könnt. Geht immer wieder hin, genießt die Stille und den Frieden, und versucht, diese Qualitäten mitzunehmen. Könnt ihr sie auch spüren, wenn ihr wütend aufeinander seid?

MACHT LIEBE unter freiem Himmel.

## 18. Erotische Genüsse

STELL DIR VOR, dein Partner/deine Partnerin stöhnt vor Wonne, und du vergehst vor Lust. Stell dir vor, ihr streichelt und liebkost einander, bis ihr in eurem tiefsten Inneren befriedigt seid. Stell dir vor, ihr verliert euch im Fieber der Ekstase. Oder ihr wälzt euch in warmer Schokoladensauce und schleckt sie euch dann gegenseitig ab. Ihr könnt so viele schöne Dinge tun ...

SPRECHT IHR ÜBER EURE SEXUELLEN PHANTASIEN? Wenn wir uns zu unseren erotischen Sehnsüchten bekennen, kommen wir einander sehr nahe. Und es verleiht euch sexuelle Eigenständigkeit, denn ihr übernehmt die Verantwortung für eure eigenen Bedürfnisse – statt dem anderen zu grollen, wenn er/sie eure Wünsche nicht erfüllt.

WAS WÜNSCHST DU DIR? Beschreib es ganz genau. Schreib eine sexuelle Wunschvorstellung auf, die dein Partner/deine Partnerin erfüllen soll.

WENN ES DIR SCHWERFÄLLT, über Sex zu reden, dann überleg dir mal, was schlimmstenfalls passieren könnte. Wie würde dein Partner reagieren, wenn du alles über dich erzählst? Und was würde im besten Fall geschehen? Das Geheimnis eines befriedigenden Liebeslebens: Es kommt nicht auf die Technik an, sondern darauf, wie nahe ihr euch fühlt. Und nahe könnt ihr euch nur fühlen, wenn ihr offen und ehrlich zueinander seid.

VERWÖHN DEINE PARTNERIN: Fang bei den Füßen an, liebkose ihre Beine, die Kniekehlen, die Oberschenkel, aber laß die Yoni aus. Oder du fängst oben an und läßt die Brust aus.

GIB IHM EIN PAAR Wassertropfen auf den Bauch, und blase sanft.

ÜBERRASCH DEINEN SCHATZ mit einem tollen Schlafzimmer: Dekoriere es mit bunten Luftballons oder Blumen; zünde ein paar Kerzen an; leg rhythmische Musik auf, z. B. etwas Afrikanisches; zünde Räucherstäbchen an, oder kauf für solche Augenblicke besonders sinnliche Satin-Bettwäsche.

SCHREIBT DREI EROTISCHE PHANTASIEN AUF, legt die Zettel in ein Gefäß, und laßt euren Partner einen dieser Wünsche ziehen und erfüllen.

GEHT IM WALD SPAZIEREN, und pflückt Blumen,

mit denen ihr später die schönsten Stellen eures/eurer Geliebten schmückt.

Nimm deinen Schatz am Morgen in die Arme, und flüstere ihm/ihr leise ins Ohr: »Liebling, ich will heute abend mit dir schlafen, bis du von Sinnen bist.« (Oder so ähnlich.)

Verbinde deinem Schatz die Augen, schlaf mit ihm, und flüstere ihm ins Ohr, was du an ihm schön, anziehend und sexy findest.

## 19. Den Körper spüren

Bewegt ihr euch gemeinsam? (Außer beim Sex?) Geht ihr Tanzen? Geht ihr Wandern? Kommt ihr ab und zu ins Schwitzen? Macht ihr Energieübungen? Bewegung ist gut für die Beziehung, denn auf diese Weise kommt ihr mit eurem Körper in Kontakt. Ihr erdet euch, und seht eure Grenzen klarer. Und das ist wichtig, wenn es um Nähe geht.

Gemeinsam etwas für den Körper tun hilft uns, Spannung abzubauen und Energieblockaden aufzulösen. Wenn du dich in deinem Körper wohl fühlst, hast du auch mehr Lust auf körperliche Nähe. Gemeinsam etwas für den Körper tun schafft eine Verbindung *ohne Worte;* es hilft euch, nonverbal zu kommunizieren.

SUCHT EUCH MUSIK, die euch in Bewegung bringt. Klärt, wer beginnt. Stellt euch einander gegenüber, schließt die Augen, und legt die Fingerspitzen aneinander. Der, der beginnt, macht mit seinen Händen ein Geste, die eine Emotion zum Ausdruck bringt: Zuwendung, Liebe, Freiheit, Leidenschaft, Sehnsucht, was ihr wollt. Stell zwei oder drei Emotionen dar. Der andere versucht, sie zu erraten. Tauscht danach die Rollen. Ihr könnt das auch mit eurem ganzen Körper machen.

WENN IHR BEIDE keinen Sport betreibt, dann überlegt euch Dinge, die ihr ausprobieren wollt. Tut, was euch Freude macht: Geht am Morgengrauen joggen. Macht Yoga nach einer Videokassette. Paddelt über einen See. Geht Rollschuhlaufen; springt Trampolin; laßt einen Drachen steigen. Setzt euch zusammen, und macht für die kommenden vier Wochen vier Termine aus, und haltet euch daran!

GEHT ODER LAUFT GEMEINSAM, und stellt euch vor, daß ihr auf einer Welle reitet, die euch sanft vorwärtsschiebt. Sie trägt euch, sie erfrischt euch, sie gibt euch neue Kraft.

VERWÖHNT EUCH gegenseitig mit Massagen.

STAMPFT GEMEINSAM MIT DEN FÜSSEN AUF. Laßt euren Frust heraus, euren Ärger, eure Spannung. Übertreibt. Was bedrückt euch? Schreit es laut heraus: »Ich hab einen Scheißtag hinter mir!« Du stampfst dabei im Wohnzimmer herum. Der andere faucht: »Ich hab genug von allem!« Vielleicht kommt ihr euch zunächst komisch vor, aber wenn ihr anfangt loszulassen, macht euch diese Übung Spaß, und ihr findet einen Rhythmus, der euch hilft, viel Spannung abzubauen. Die Übung fällt euch leichter, wenn ihr die Fenster schließt und wilde Musik auflegt.

DU KOMMST NACH HAUSE und bist schlecht gelaunt. Ihr versucht zu reden, aber es hat keinen Sinn. Ihr könnt einander nicht verständigen, und irgendwann kommt es zum Streit. Halt! Seht euch an, schneidet Grimassen, schielt, stottert, schreit, macht Tiergeräusche, oder schnattert wie die Gänse, während ihr weiterredet. Haltet *mindestens* drei Minuten lang durch. Zeigt einander, was ihr fühlt. Gesten sind oft klarer als Worte.

## 20. Ein gemütliches Zuhause

Gebt eurem Heim eine Bestimmung. Sagt, was es in euren Augen ist, z. B. »ein Ort der Ruhe und Geborgenheit für alle, die es betreten«, »ein Treffpunkt für Freunde und Verwandte«. Welche Atmosphäre soll eure Wohnung vermitteln? Wie soll sich der Besucher fühlen? Was soll eure Wohnung zum Ausdruck bringen? Besprecht, was ihr als Motto wählen wollt. Ihr könnt auch ein Symbol entwerfen oder aussuchen, das euer Heim in Beziehung zum großen Ganzen stellt.

Seht euch bei euch zu Hause um. Wie könnt ihr euer Heim verschönern? Schafft euch ein Zuhause, das euch *beide* anspricht. Kauft Geranien für den Vorgarten; stellt eine Schale Obst auf euren Nachttisch …

SETZT EUCH ZUSAMMEN, und schreibt auf, was euch stört, z. B.: schlechte Beleuchtung, Durcheinander in den Schränken, Türen, die nicht schließen. Was mißfällt euch am meisten? Wie könnt ihr das Problem beseitigen?

WIE KÖNNT ihr euer Schlafzimmer gestalten, damit es eurem Liebesleben neuen Schwung verleiht? Fühlt ihr euch beide wohl in eurem Bett?

## 21. Ein Ort für euch allein

Ein Rückzugsort ist ein Ort, an dem ihr eure Sorgen vergessen könnt. Ein Unterschlupf, an dem nicht über Arbeit, Kinder und Probleme diskutiert wird. Es ist ein Ort, an dem ihr miteinander reden könnt, ein Ort der Ruhe und des Friedens.

Wie soll er beschaffen sein, euer Rückzugsort? Macht ein Spiel daraus: Nehmt ein heißes Bad; öffnet eine Flasche Wein, und macht euch einen netten Abend; legt euch ins Bett, schließt die Augen, und hört Musik. Laßt euch von den Fragen inspirieren: »Wo zieht es mich hin? Wie sieht er aus? Was soll dort geschehen?« Was ist euch besonders wichtig? Was braucht ihr, um euch wohl zu fühlen? Überlegt euch, wo in eurer Wohnung ihr zumindest etwas davon findet.

BEZIEHUNGSARBEIT hat etwas Heiliges an sich. Und der Ort, an dem ihr sie verrichtet, kann euch heilig werden. Weiht diesen Ort, übergebt ihn seiner besonderen Bestimmung: Singt ein Lied; nehmt euch bei der Hand, und meditiert; lest ein Gedicht vor. Wenn ihr kein extra Zimmer zur Verfügung habt und euren Rückzugsort in einem »normalen« Zimmer einrichtet, sind diese Dinge besonders wichtig. Legt Musik auf (sie sorgt für Atmosphäre); überlegt euch ein Losungswort oder einen Satz, der das Wohnzimmer zu *eurem* Zimmer macht. Verwandelt dieses Zimmer in einen Ort der Verbundenheit.

ERKLÄRT EUREN RÜCKZUGSORT zur neutralen Zone. Das ist vielleicht das Schwierigste daran:

Setzt euch zusammen und besprecht, was dies heißen soll. Heißt es, daß ihr hier nicht streiten wollt? Bedeutet es, daß die »heißen« Themen hier gemieden werden (Sex, Geld usw.)? Wollt ihr hier Zuflucht suchen, wenn ihr streitet? Oder nur, wenn zwischen euch alles im reinen ist?

## 22. Gemeinsam kreativ sein

Die Phantasie einsetzen, spielen, kreativ sein – diese Dinge unterstützen uns in vieler Hinsicht: Sie helfen uns, die Welt und unseren Partner neu zu sehen; sie zeigen uns neue Möglichkeiten, miteinander in Kontakt zu treten; sie geben uns die Chance, neue Erfahrungen zu sammeln.

Es tut uns gut zu staunen. Wir brauchen das Geheimnisvolle. Und es ist auch gut für die Beziehung – es gibt unserer Liebe neue Kraft. Probiert es einmal aus:

Stellt einander täglich eine Woche lang die Frage: »Was würde geschehen, wenn ...?« Was würde geschehen, wenn wir heute abend nicht fernsehen? Was würde geschehen, wenn wir nach Neuseeland ziehen? Was würde geschehen, wenn wir einen Spaziergang machen, statt auf diese Party zu gehen?

SPIELT KAMERA UND FOTOGRAF. Kamera, schließ deine Augen, und öffne sie erst wieder, wenn dein Partner den Auslöser (deine linke Schulter) berührt. Fotograf, du führst die Kamera, du stellst sie so auf, daß sie die Dinge aufnimmt, die du deinem Partner vor Augen führen möchtest. Was soll dein Partner so sehen, *als ob er/sie es noch nie gesehen hätte?* Wenn die Kamera in Position ist, dann drück den Auslöser (berühr die linke Schulter deines Partners). Kamera, öffne kurz die Augen, eine Sekunde lang, und nimm auf, was du gesehen hast. Euer Film hat zwölf oder vierundzwanzig Aufnahmen. – Wie war es, die Dinge so unvermittelt und so unvoreingenommen zu sehen? Wiederholt die Übung mit vertauschten Rollen.

LEGT ZEICHENPAPIER und Stifte zurecht, legt entspannende Musik auf. Stellt oder setzt euch Seite an Seite. Eure Körper berühren sich. Einer fängt an und bringt irgendeine Linie zu Papier: eine Wellenlinie, eine gerade Linie, was auch immer. Der andere fügt etwas hinzu, wie eine Antwort im Gespräch. Macht das ein Zeitlang. Es gibt nur eine Regel: Knüpft an das an, was der andere gezeichnet hat. Was war dein Thema? Worüber hat dein Partner/deine Partnerin »gesprochen«?

## 23. Weg mit dem aufgestauten Ärger

Ärger ist weder gut noch schlecht. Ärger ist eine Information, die du gespeichert hast, und sie beeinflußt dein Verhalten und deine Gefühle deinem Partner gegenüber.

*Du* entscheidest, ob du dich ärgerst oder nicht. Du entscheidest, wie du eine Situation auslegst. Du kannst denken, daß sie dich ignoriert, weil sie einen schweren Tag gehabt hat, oder du kannst denken, daß sie egoistisch ist und nur an sich und ihre Karriere denkt.

Keiner von euch beiden ist besser oder schlechter als der andere. Keiner ist ärmer dran oder mehr verletzt. *Wenn ihr das nicht akzeptieren könnt, wird sich nie etwas ändern.*

IHR KÖNNT FOLGENDE ÜBUNG regelmäßig machen. Vielleicht kommt ihr euch dumm vor, wenn ihr auch die Kleinigkeiten ansprecht, aber tut es trotzdem. Es hilft euch, euren Frust abzubauen, und das tut der Beziehung sehr gut.

Jeder schreibt für sich zehn Dinge auf, über die er sich geärgert hat. Ergänzt den Satz: »Ich bin dir böse, weil ...« Macht das allein.

Setzt euch einander gegenüber, schließt die Augen und atmet tief. Lest einander abwechselnd die Dinge vor, die ihr aufgeschrieben habt: »(Name), ich bin dir böse, weil ...« Nach einer kurzen Pause liest der andere eine Eintragung von seiner Liste vor. Dann kommt der erste wieder an die Reihe. Geht auf diese Weise eure beiden Listen durch. Zieh dich zurück, lies deine Liste nochmals durch und stell dir die Frage, welche Befürchtungen sich hinter deinen »Vorwürfen« verbergen. Ergänz den Satz: »Ich habe das Gefühl ...«

Setzt euch zusammen, wenn ihr soweit seid, und lest einander abwechselnd eure Befürchtungen vor. *Hört euch an, was euer Partner aufgeschrieben hat, ohne zu kommentieren.* Es geht hier nicht darum, wer recht hat, es geht auch nicht um eure Ehre. Es geht darum, daß ihr einander wieder näherkommt.

## 24. Konstruktive Auseinandersetzung

Wenn ihr streitet, dann heißt das nicht, daß eure Beziehung auseinandergeht, aber ihr müßt zwei Dinge lernen: *Ihr müßt lernen, konstruktiv zu streiten und euch dann nicht voneinander abzuwenden, wenn ihr wütend seid oder euer Partner seinem Ärger Luft macht.*

Konstruktiv streiten heißt, unserem Ärger Ausdruck zu verleihen, ohne unseren Partner schlechtzumachen, und es heißt, den Ärger unseres Partners anzunehmen und ihn weder zu relativieren, noch vor ihm wegzurennen. Es heißt, einander zuzuhören, ohne etwas zu bewerten und ohne das eigene Verhalten zu verteidigen. Es heißt, den Ärger deines Partners *gelten zu lassen.* Das tut dem anderen gut.

KONSTRUKTIV STREITEN heißt auch *einzusehen, daß man einen anderen Menschen nicht ändern oder über ihn bestimmen kann – auch nicht dadurch, daß man ihn mit seinem Zorn verfolgt.* Und das ist vielleicht das Wichtigste daran. Auseinandersetzungen sind gut für die Beziehung, wenn wir zwei Dinge begreifen: daß wir nicht versuchen sollen, den anderen dazu zu bringen, das zu tun, was *wir* für richtig halten, und daß wir uns überlegen müssen, was wir selbst tun können, um etwas zu verändern. Das wirkt sich nicht nur positiv auf die Beziehung aus, es hilft auch, persönlich zu wachsen.

WANN WIRD ÄRGER ZUM PROBLEM? Es gibt zwei Gründe: 1. Wenn du ihn nicht zuläßt; wenn du ihn ignorierst, beherrscht er dich. 2. Wenn du ihn deinem Partner überschüttest, wenn du Gift und Galle spuckst, sagst du Dinge, die du besser für dich behalten würdest, und du verwundest deinen Partner.

LASS DEINEN ÄRGER RAUS, aber laß ihn nicht an deinem Partner aus. Fühl den Ärger, aber benutz ihn nicht als Vorwand, dich zurückzuziehen. Sag deinem Partner: »Ich bin wütend (oder: »verletzt« oder ...). Ich möchte mit dir reden, aber ich muß jetzt erst einmal allein sein.« Zieh dich zurück, und verleih deinem Ärger Ausdruck. Setz dich auf einen Stuhl, und sag dir immer wieder. »Es ist in Ordnung, daß ich jetzt wütend bin. Es wird vorübergehen.« Oder stampf mit den Füßen auf, und laß ein lautes »Ahh« heraus; oder leg eine wilde Platte auf, und tanz den Ärger heraus; oder schrei in ein Kissen; schreib einen bösen Brief, und verbrenn ihn. Was du auch tust: Mach deinem Ärger Luft, bevor du darüber redest.

LEST UND BESPRECHT folgende Punkte vor eurem nächsten Streit. Ihr werdet nicht immer konstruktiv sein, wenn ihr streitet. Es ist ein langer Weg dorthin, und ihr werdet nie perfekt sein, aber ihr könnt eine Menge dabei lernen. Und es ist weit besser, so zu streiten als unfair oder unterhalb der Gürtellinie.

- Macht aus, daß niemand den Raum verläßt, bis eure Auseinandersetzung für *beide* einen befriedigenden Punkt erreicht hat und bis ihr das Gefühl habt, daß ihr sie an dieser Stelle unterbrechen könnt.

- Vereinbart, daß ihr nicht streitet, wenn ihr mit etwas anderem beschäftigt seid. Gewöhnt euch ab, im Auto zu streiten oder während ihr das Geschirr abwascht. Nimm deinen Ärger wahr, und warte ab, bis sich eine günstige Gelegenheit ergibt, ihn anzusprechen.

- Versucht Formulierungen wie »immer«, »nie«, »du sollst«, »du mußt« und ähnliches zu meiden. Sprecht in der Ichform. Sagt Dinge wie: »*Ich* ärgere mich, daß du *manchmal* spät nach Hause kommst« und nicht: »*Du* kommst *immer* spät nach Hause.«

- Urteilt nicht, und verteidigt euch auch nicht – »Du bist doch noch viel schlimmer« – sonst droht euer Streit zu eskalieren.

- Konstruktiv streiten heißt *nicht*, daß ihr Probleme lösen sollt. Manchmal ergibt sich eine Lösung, aber darauf kommt es eigentlich nicht an. Es geht darum, eurem Schmerz und eurer Enttäuschung Luft zu machen – *ohne den Partner anzugreifen und ohne ihn ändern zu wollen.* Und es geht darum, zuzuhören und den Ärger deines Partners anzunehmen – und nicht darum, ihm diesen Ärger auszureden oder eine Patentlösung anzubieten.

– Beginnt und beendet eure Auseinandersetzung mit ein paar positiven Worten.

– Versucht einander zu vergeben. Vergeben heißt nicht, zu vergessen. Vergeben heißt, weder zu verdrängen, noch sich in hektische Aktivität zu flüchten. Es heißt auch nicht, deine Grenzen zu negieren und nicht mehr nein zu sagen. Es heißt vor allem eines: einander so zu akzeptieren, wie wir sind – mit unseren unterschiedlichen Wünschen, Bedürfnissen und Charakterzügen.

## 25. VERHANDELN

VERHANDELN IST DIE KUNST, Kompromisse zu schließen. Verhandeln heißt, einander zuzuhören und eine Lösung zu suchen, die eure Wünsche und Bedürfnisse so gut wie möglich unter einen Hut bringt. Was tut ihr, wenn ihr nicht einer Meinung seid? Menschen, die einander gleichgestellt sind, reden miteinander und sind bereit, einander entgegenzukommen. Sie verhandeln, und das wirkt sich positiv auf die Beziehung aus: Nur so kann eure Beziehung zu einer gesunden, dauerhaften und glücklichen Partnerschaft werden.

(Achtung: Bevor ihr Kompromisse eingeht, müßt ihr euch zunächst mit eurem Ärger auseinandersetzen. Sonst nutzt alles nichts. Wenn ihr wütend aufeinander seid, dann führt als erstes einen konstruktiven Streit.)

FÜNF PUNKTE, AN DENEN IHR EUCH ORIENTIEREN KÖNNT ...

*Punkt 1: Unterscheidet zwischen der Person und dem Problem.* Das fällt Partnern natürlich besonders schwer, denn wenn wir enttäuscht, verletzt oder verärgert sind, glauben wir, daß der andere uns nicht mehr liebt. Zeigt einander eure Zuneigung, bevor ihr anfangt zu verhandeln. Fragt euch: »Wie geht es meinem Partner/meiner Partnerin?« oder versichert einander, daß ihr trotzdem zueinandersteht. Und das Wichtigste von allem ist: Vertraut darauf, daß euer Partner euch nichts Böses will.

*Punkt 2: Was ist das Problem? Benennt es klar und deutlich.* Verwendet die Spiegeltechnik, und einigt euch darauf, welches Thema zur Debatte steht.

*Laßt nicht locker, bis ihr einer Meinung seid.* Einer fängt an: Sag mit ein paar *kurzen* Worten, was in deinen Augen das Problem ist. Dein Partner wiederholt, was du gesagt hast. Wenn du das Gefühl hast, daß er/sie dich nicht verstanden hat, dann sag es noch einmal. Dein Partner wiederholt. Macht das so lange, bis ihr beide das Gefühl habt zu wissen, was der andere wirklich meint.

*Punkt 3: Fragt euch, was ihr braucht, um euch geliebt zu fühlen, und schafft eine Atmosphäre, in der ihr beide die Gewinner seid.* Frag den anderen: »Was wünschst du dir, was du derzeit nicht bekommst? Was gibt dir das Gefühl, wirklich geliebt zu werden?« Und: »Was kann ich dazu beitragen?«

*Punkt 4: Achtet auf Fairneß.* Verhandelt möglichst fair, dann fühlt sich niemand übervorteilt, wenn er mehr nachgibt oder weniger bekommt. Was ihr vermeiden solltet: *manipulieren* (ihr könnt zueinander nett sein, aber es ist unfair, den anderen zu umschmeicheln, Sex ins Spiel zu bringen oder so zu tun, als ob du schwächer wärst, als du wirklich bist) und *bestrafen* (Drohungen, Gewalt und Liebesentzug).

*Punkt 5: Faßt einen klaren Entschluß.* Einigt euch auf eine klare Formulierung, und schreibt sie in euer Beziehungstagebuch oder dorthin, wo ihr eurem guten Vorsatz oft begegnet. Das ist wichtig, denn oft streiten wir, weil wir nicht wissen, was eigentlich beschlossen wurde.

DIESE METHODE KANN EUCH WEITERHELFEN, wenn ein Streit schon chronisch ist oder wenn ihr keine Lösung findet: Wenn ihr verschiedener Meinung seid, dann teilt die Woche auf. Am Montag, Mittwoch und Freitag ist dein Partner dran. An diesen Tagen hat er/sie das Sagen, und du mischst dich auch nicht ein. Statt wie sonst zu widersprechen, versuchst du herauszufinden, was der andere eigentlich will. An deinen Tagen – Dienstag, Donnerstag und Samstag – macht ihr das Ganze umgekehrt. Du machst die Dinge so, wie du sie für richtig hältst, und dein Schatz sieht sich die Sache an. Und was tut ihr am Sonntag? Setzt euch zu einem »Ich höre dir zu« zusammen, und besprecht, was ihr daraus gelernt habt.

## 26. Wenn ihr in der Krise steckt

Ihr steckt in einer Krise. Das kann ganz plötzlich geschehen. Eines Morgens wachst du auf, siehst deinen Liebsten/deine Liebste an und spürst, daß du festgefahren bist: Alles schaut so grau aus; du fühlst dich wie gelähmt ...

Wie konnte das geschehen? Ihr habt die angenehmen Seiten des Lebens schon viel zu lange mißachtet. Ihr habt eure Bedürfnisse vernachlässigt und eure innere Stimme ignoriert. Oder es gibt ein ernsteres Problem in eurer Beziehung, dem ihr, um des lieben Friedens willen, aus dem Weg gegangen seid ... Was könnt ihr tun, um aus eurer Krise herauszukommen?

SORGT FÜR MEHR ABWECHSLUNG, das hilft in den meisten Fällen. Leben heißt Veränderung. Leben heißt, Neues zu entdecken. Leben heißt, zu lernen und Erfahrungen zu sammeln. Sorgt dafür, daß sich in eurem Leben wieder etwas tut. Auch *kleine* Veränderungen können viel bewirken: mehr Energie, mehr Lebensfreude, mehr Leidenschaft, mehr Liebe für den Partner, dein Leben oder deinen Job.

BRECHT AUS DER ROUTINE AUS: Fahrt in ein Drive-in-Kino, und nehmt eine Pizza mit. Trefft euch nach der Arbeit nicht zu Hause, sondern in einem Park zu einem Picknick, in einem Museum, um Kultur zu tanken, oder an einem markanten Punkt in der Natur. Oder legt Musik auf, wenn ihr nach Hause kommt, und tanzt, bevor ihr Abendessen richtet.

TAUSCHT EINEN ABEND, einen Tag oder eine Stunde lang die Rollen. Tut alles, was der andere für gewöhnlich tut. Versucht, in euren Partner hineinzuschlüpfen und herauszufinden, wie er/sie das Leben sieht.

SPRECHT ÜBER ETWAS ANDERES als über Arbeit, Kinder oder das Abendessen. Lest gemeinsam einen interessanten Zeitungsartikel oder eine Kurzgeschichte, und diskutiert darüber.

»WIE GEHT ES DIR in unserer Beziehung?« oder: »Was würdest du an unserer Beziehung ändern?« Schlag deinem Partner/deiner Partnerin vor, zu diesem Thema ein »Ich höre dir zu« zu machen.

STELLT EUCH NACKT VOR EINEN SPIEGEL, in dem ihr euch ganz sehen könnt. Sag deinem Schatz, was du an seinem/ihrem Körper magst. Sag auch, was dich an deinem Körper stört. Nehmt euch gegenseitig eure Zweifel. (Das erfordert natürlich einigen Mut.)

SCHMIEDET GEMEINSAM PLÄNE. Dann kehrt auch Energie zurück. Sucht euch ein Ziel: euer Schlafzimmer neu anzustreichen, James Joyce zu lesen oder Geld für einen schönen Urlaub anzusparen.

MANCHMAL IST GAR NICHT DIE BEZIEHUNG SCHULD, daß wir in einer Krise stecken, sondern ein Mangel an persönlicher Energie und Lebensfreude. Bringt euch auf andere Gedanken, wenn es bei euch kriselt. Eure Beziehung erhält dadurch neuen Schwung. Wovon träumst du schon seit langem? Geh der Sache nach. Was hast du dir immer schon gewünscht? Erfüll dir diesen Wunsch, oder mach zumindest einen ersten Schritt.

Oder: Miete übers Wochenende eine Hütte in den Bergen. Allein. Setz dich mit deinen Zielen auseinander, lies ein gutes Buch, und laß dich inspirieren; Du kannst auch die erste Hälfte dieses

Wochenendes allein verbringen, und die zweite mit deinem Partner.

Überlegt euch mal: »Was ist gut an unserer Krise? Was können wir daraus lernen? Was wollen wir verändern? Was ist der Grund für diese Krise?« Tretet einen Schritt zurück, und reflektiert, ob es da ein Muster gibt. Ist eure Krise jahreszeitbedingt? Kommt es immer dann zu einer Krise, wenn ihr in der Arbeit überlastet seid?

## 27. Helfen und sich helfen lassen

Geh einmal in dich: Welche Unterstützung ist für dich da? Habt ihr Freunde, auf die ihr euch verlassen könnt? Das entlastet die Beziehung. Geht die folgenden Fragen gemeinsam durch:

Mit wem trefft ihr euch, wenn ihr etwas Nettes unternehmen wollt? Trefft ihr euch immer nur mit Paaren? Warum?

Denkt zurück an eine Situation, in der ihr auf Hilfe angewiesen wart. Habt ihr sie bekommen? Ist es euch schwergefallen, darum zu bitten? Was hat nicht funktioniert?

WAS TUT IHR, wenn ihr kurzfristig Hilfe braucht: einen Babysitter, jemanden, der euch zum Flughafen bringt? An wen könnt ihr euch wenden?

WER HÄLT DEN KONTAKT zu euren Freunden aufrecht? Ist das so in Ordnung für euch beide?

HAT DEINE PARTNERIN einen guten Freund/eine gute Freundin? Hat dein Partner eine gute Freundin/einen guten Freund? Wie geht es euch damit? Schreibt die Namen auf, und sprecht über eure Freunde bzw. Freundinnen.

WO HÄTTET IHR GERN mehr Unterstützung? Überlegt euch zwei Punkte, und überlegt euch auch, was ihr unternehmen könnt, um Hilfe zu bekommen.

WEM SEID ihr eine wertvolle Unterstützung? Wie geht es euch, wenn ihr anderen helft?

## 28. Eure persönliche Vision

Es geht um eure Zukunft. Was ist eure Vision vom Leben? Wißt ihr, was ihr wollt? Wißt ihr, was ihr euch von der Beziehung wünscht? Ihr könnt eure Wünsche nur verwirklichen, wenn ihr eure Träume und Phantasien miteinander teilt. Entwerft eure persönliche Vision. Das geschieht intuitiv und spielerisch, und es ist gut für die Beziehung. Es geht nicht um konkrete Ziele. Visionen helfen euch, daß ihr euch auf spiritueller und emotionaler Ebene begegnet, und sie geben eurem Unterbewußten die Gelegenheit, sich zu Wort zu melden.

Ihr werdet auch in Zukunft eigene Wünsche haben. Aber ihr könnt eines ganz bewußt tun: ein

Bild von dem entwerfen, was ihr von eurer *gemeinsamen* Zukunft wollt, ohne eure Individualität deshalb preiszugeben.

Wie lassen sich eure persönlichen Visionen zu einer zusammenfügen? Verleiht ihr Ausdruck. Macht sie sichtbar. Holt dazu alte Zeitschriften und Malutensilien. Sorgt für eine gute Atmosphäre: Kerzen, Musik, ein Gläschen Wein und keine Störungen. Was ist eure persönliche Vision vom Leben? Lest einander vor, was ihr aufgeschrieben habt.

Wenn ihr genügend Material gesammelt habt, dann fertigt eine Collage aus Bildern, Zeichnungen, Symbolen, Texten und Farbe an. Gebt eurer *derzeitigen gemeinsamen Vision vom Leben* einen Ausdruck. *Derzeitig* heißt, daß eure Vision sich ändern kann. *Gemeinsam* heißt, daß die Vison nicht unbedingt eure individuellen Ziele und Pläne beinhaltet, sondern die, die ihr als Paar habt. *Vision* heißt, sich etwas vorzustellen. Und Leben heißt, daß es um einen langen Zeitraum geht.

DIESE COLLAGE erinnert euch an eure Wünsche und Ziele. Sie kann euch zu einem Zeichen werden. Denkt nicht darüber nach, ob das, was ihr da macht, Kunst ist oder ob ihr talentiert seid. Das ist völlig nebensächlich. Wichtig ist nur eines: daß ihr ein Symbol schafft, das eure Zukunft, das eure *Möglichkeiten* widerspiegelt. Was fällt euch auf? Hängt oder stellt euer Werk an einen gut sichtbaren Ort, und nehmt euch vor, gleich morgen eine Idee zu verwirklichen.

WAS KÖNNT IHR TUN, um eure Phantasie zu wecken? Besorgt euch Dinge, die euch inspirieren; setzt euch zu einem »Ich höre dir zu« zusammen, und sprecht über eure Träume. Schreibt eine Visualisierung nieder, die auf euch persönlich zugeschnitten ist. Oder legt eine schöne Musik auf, visualisiert euer Traumhaus, und sprecht, malt und schreibt darüber. Nutzt eure Imagination: Lernt einander besser kennen, und festigt eure Liebe.

# Quellennachweis

Jennifer Louden, *Tut euch gut! Das Wohlfühlbuch für Paare,* übersetzt von Martina Penz-Koch, © für die deutsche Ausgabe 1996 by Verlag Hermann Bauer KG, Freiburg im Breisgau. Die amerikanische Originalausgabe erschien 1994 bei HarperSan-Francisco unter dem Titel: The Couple's Comfort Book. A Creative Guide for Renewing Passion, Pleasure & Commitment.

Von Jennifer Louden sind im
Verlag Hermann Bauer erschienen:

***Tu dir gut!***
Das Wohlfühlbuch für Frauen
256 S., kart.: ISBN 3-7626-0497-5

***Tut euch gut!***
Das Wohlfühlbuch für Paare
340 S., kart.: ISBN 3-7626-0525-4

***Wir tun uns gut!***
Das Wohlfühlbuch für Schwangere
372 S., kart.: ISBN 3-7626-0562-9

Verlag Hermann Bauer · Freiburg im Breisgau

Von Jennifer Louden sind im
Verlag Hermann Bauer erschienen:

***Tu dir gut!***
Wohlfühlmusik für Frauen
MC: ISBN 3-7626-8742-0
CD: ISBN 3-7626-8743-9

***Zeit für dich***
*Neue Kräfte schöpfen aus der Stille*
Das große Retreat-Buch für Frauen
432 Seiten, kart., ISBN 3-7626-0588-2

*Nahrung für die Seele*
***Das »kleine« Wohlfühlbuch für Frauen***
112 S., geb.; ISBN 3-7626-0553-X

Verlag Hermann Bauer · Freiburg im Breisgau